APERÇ

HISTORIQUE, TOPOGRAPHIQUE ET MÉDICAL

SUR LES

EAUX-CHAUDES

(BASSES-PYRÉNÉES)

PAR

LE DOCTEUR IZARIÉ

Médecin-Inspecteur de l'Établissement thermal
Chevalier de la Légion-d'honneur.

Se trouve

A L'ÉTABLISSEMENT THERMAL DES EAUX-CHAUDES
A PAU
CHEZ VIGNANCOUR, IMPRIMEUR

—

1852

Te 163
683

APERÇU

HISTORIQUE, TOPOGRAPHIQUE ET MÉDICAL

SUR LES

EAUX-CHAUDES

(BASSES-PYRÉNÉES)

375. — PARIS, IMPRIMERIE DE GUIRAUDET ET JOUAUST,

RUE SAINT-HONORÉ, 358.

APERÇU

HISTORIQUE, TOPOGRAPHIQUE ET MÉDICAL

SUR LES

EAUX-CHAUDES

(BASSES-PYRÉNÉES)

PAR

LE DOCTEUR IZARIÉ

Médecin-Inspecteur de l'Etablissement thermal
Chevalier de la Légion-d'honneur.

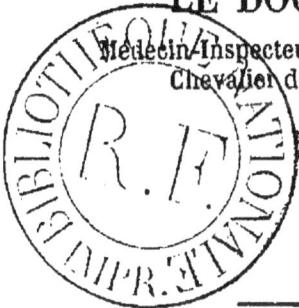

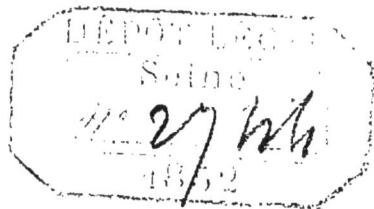

𝕾𝖊 𝖙𝖗𝖔𝖚𝖛𝖊

A L'ÉTABLISSEMENT THERMAL DES EAUX-CHAUDES

A PAU

CHEZ VIGNANCOUR, IMPRIMEUR

1852

AVANT-PROPOS

———

Je n'ai pas eu la prétention de faire un traité complet sur le mode d'action des Eaux-Chaudes et les services qu'elles peuvent rendre à l'art de guérir. Il m'eût fallu, pour justifier cette ambition, un plus long séjour aux Eaux, et partant une plus longue expérience. Ce travail n'est donc qu'un essai qui sert en quelque sorte d'introduction à des études plus développées et plus complètes. Mes observations, répétées périodiquement pendant le cours de chaque saison, me donneront les matériaux nécessaires. Pour le moment, je n'ai d'autre but que de fixer l'attention des médecins et du public sur des Eaux très salutaires, anciennement entourées d'une juste renommée, plus tard tombées en désuétude, et relevées enfin de cet injuste abaissement depuis qu'elles ont été sérieusement étudiées dans leur composition et leurs propriétés thérapeutiques.

Je crois avoir fait connaître aux médecins quelles sont les maladies que les Eaux-Chaudes peuvent guérir, quelles sources correspondent aux divers tempéraments et aux diverses conditions pathologiques. Des observations détaillées et concluantes donnent à mon témoignage la valeur incontestable d'une opinion démontrée.

Après avoir montré aux malades (car ce travail est aussi écrit pour eux) qu'auprès des établissements à la mode des Pyrénées, il y en a un qui mérite au même titre le privilége de la faveur publique, je dois leur dire que, si les Eaux-Chaudes ont de précieux avantages sous le rapport thérapeutique, il s'y joint tous ceux que les malades peuvent désirer comme bien-être et comme agrément. L'établissement minéro-thermal est connu comme le plus élégant, le plus confortable des Pyrénées. Les hôtels à la disposition des étrangers sont nombreux et parfaitement tenus. Tous les ans, le nombre augmente et des améliorations y sont introduites. Des promenades à couvert permettent l'exercice pendant le mauvais temps ; lorsque le soleil brille, on peut parcourir les paysages variés d'une contrée extrêmement pittoresque. Une chapelle d'une élégante simplicité, sous l'invocation de la mère de Dieu, et régulièrement desservie, permet au baigneur de remplir les devoirs de la religion.

Déjà, dans la saison de 1851, plus de deux mille baigneurs sont venus aux Eaux-Chaudes. Paris comme Madrid y ont envoyé de nombreux malades pour y recouvrer la santé, et avant peu, sans nul doute, ces thermes seront, comme autrefois, le rendez-vous de la noblesse et de l'élégance française et étrangère.

APERÇU

HISTORIQUE, TOPOGRAPHIQUE ET MÉDICAL

SUR LES

EAUX-CHAUDES

(BASSES-PYRÉNÉES)

CHAPITRE Ier

HISTORIQUE

Chaque établissement minéro-thermal a son histoire, pour peu que sa renommée soit étendue. Il est rare, en effet, qu'une renommée se produise tout à coup : il faut presque des siècles pour que des propriétés thérapeutiques accordées à des eaux prennent du crédit, grandissent dans l'opinion des hommes de l'art, et s'emparent même de l'opinion publique, de manière à fixer dans l'établissement les éléments d'une bonne clientèle.

Les Eaux-Chaudes des Pyrénées sont dans ce cas.

Faisant partie du groupe d'eaux sulfureuses pyrénéennes dont la célébrité est si grande, les Eaux-Chaudes ont leurs malades comme les Eaux-Bonnes, comme Cauterets, qui n'en sont qu'à quelques lieues. L'histoire de ces eaux se lierait donc, sous un certain point de vue, à l'histoire générale des eaux des Pyrénées, comme si la découverte de leurs propriétés datait de la même époque, et comme si leur mutuelle renommée s'était accrue de concert. Mais les Eaux-Chaudes ont leurs titres historiques, qui sont en quelque sorte l'histoire de leurs succès depuis qu'on les a découvertes et qu'elles ont été employées. Nous allons les faire connaître.

Les sources des Eaux-Chaudes, que nous nous bornons pour le moment à énumérer, sont au nombre de six. On les désigne sous les noms suivants : 1° le Clot ; 2° l'Esquirette chaude et tempérée ; 3° le Rey ; 4° Baudot ; 5° Larressecq ; 6° Minvielle.

L'époque de la découverte de chacune de ces sources n'est pas connue. Les sources du Rey, de l'Esquirette et de Larressecq sont les premières qui aient servi à l'usage médical, et elles paraissent avoir été utilisées dans un temps si loin du nôtre, que la date de leur première application se perd dans les ténèbres du passé. Les autres appartiennent à des temps plus récents : elles ont été découvertes vers la fin du dernier siècle et au commencement de celui-ci.

Réduites aux trois sources qui ont été d'abord connues , les Eaux-Chaudes n'avaient pas l'importance qu'elles ont acquise de nos jours. Elles jouissaient cependant d'une brillante renommée , qui , comme toutes les renommées, même les mieux établies , pouvait avoir ses vicissitudes. Si la médecine peut seule signaler le mérite relatif des eaux minérales, la mode contribue pour une part assez grande à les faire valoir. Aussi , malgré le voisinage et la protection de la cour de Navarre, les Eaux-Chaudes commençaient à vieillir dans le temps où vivaient les deux Bordeu. Antoine appelait Larressecq la fontaine de salut , et il contribua avec son fils à relever dans l'opinion la valeur médicale de cette source et de celles qui composaient alors l'établissement. Elles vieillissaient , dit Théophile, quand son père et lui en reprirent et renouvelèrent l'usage.

Les beaux temps pour les Eaux-Chaudes étaient ceux où la cour de Navarre attirait dans la ville de Pau tout ce qu'il y avait d'élégance et de noblesse en France. Ces temps comprennent la fin du quinzième siècle et une grande partie du seizième.

Marguerite de Valois et Catherine de Navarre, Henri II et Henri IV, ont habité les Eaux-Chaudes. Il y a des mandements d'Henri IV datés de ce dernier lieu, du mois de juin de l'année 1581. La noblesse du pays suivait naturellement l'exemple des princes. Les étrangers de distinction visitant la cour faisaient comme tout le monde, et les Eaux-Chaudes, où les logements étaient rares et insuffisants, où les ressources étaient nulles, où l'on ne parvenait que par des sentiers assez difficiles pour donner aux moins timides les émotions du danger, attiraient chaque année une foule nombreuse et surtout brillamment composée. La mode toute seule n'aurait certes pas maintenu cette coutume de se porter à chaque saison dans le pays alors sauvage et perdu où sourdent les Eaux, si des cures remarquables n'en avaient montré la valeur médicale. Il y en eut un exemple brillant sur le duc de La Rochefoucault, l'auteur des *Maximes*. Ce fait se rapporte à l'année 1671, long-temps après la disparition de la cour de Navarre, et par conséquent lorsque la renommée des Eaux ne s'appuyait que sur leur précieuse efficacité.

Madame de Sévigné écrivait à sa fille, deux mois avant le voyage aux Pyrénées de l'illustre

penseur : « M. de Larochefoucault vous embrasse
» sans autre forme de procès, et vous prie de croire
» qu'il est plus loin de vous oublier qu'il n'est
» près de danser la bourrée; il est dans son lit
» n'ayant plus l'espérance de marcher; son châ-
» teau en Espagne est de se faire porter dans les
» maisons ou dans son carrosse pour prendre l'air.
» Il parle d'aller aux eaux; je tâche de l'envoyer
» à Digne, d'autres à Bourbonne. » L'auteur des
Mémoires historiques du château de Henri IV
ajoute que ce ne fut ni à Bourbonne ni à Digne
qu'il alla suivre les conseils de ses amis, mais bien
aux Eaux-Chaudes, où sans doute des conseils plus
éclairés l'envoyèrent. Il attendit quelques jours à
Pau qu'on lui eût préparé un logis convenable, et
il arriva aux Eaux-Chaudes perclus de ses jambes, et de plus affecté de la fâcheuse complication
de l'âge : il avait alors 70 ans. Le duc eut le bon-
heur, après un traitement sur lequel les détails
manquent, de quitter les Eaux sans emporter ses
béquilles, et de vivre dix ans encore, assez preste
et assez libre dans ses mouvements pour danser la
bourrée aux noces du jeune marquis de Lafayette.

Cependant, à cette époque, et depuis celle de
l'adjonction du royaume de Navarre à celui de
France, les Eaux-Chaudes avaient été considéra-

blement négligées comme établissement. Depuis
que la cour de Pau avait cessé d'être, les Eaux
restaient dans une sorte d'abandon malgré le nombre de visiteurs qui, au retour de chaque saison,
allaient leur demander la santé. Il était déjà difficile
alors de s'y loger, et surtout de s'y bien loger. On
comprend combien ces difficultés durent augmenter quand la clientèle, devenue moins nombreuse
et surtout moins brillante par son luxe, n'excitait
plus l'empressement intéressé des habitants. Cet
état de choses ne faisant que s'aggraver, les malades
devinrent de plus en plus rares ; les Eaux conser-
vaient toujours leur renommée, mais on cessait d'y
aller, car tous les inconvénients semblaient réunis
pour nuire au succès du traitement. Des syndics
furent délégués par les états de Béarn pour s'en-
quérir de la situation des Eaux-Chaudes ; ils ré-
pondirent ainsi, en rendant compte de leur mis-
sion : « Au mois d'octobre 1745, nous nous trans-
portâmes dans la vallée d'Ossau, nous visitâmes
les bains et les logements des Eaux-Chaudes, nous
trouvâmes le tout dans un désordre affreux, et il
n'est pas possible que des honnêtes gens puissent y
résister. »

Les états eurent beaucoup de peine à décider
la communauté de Laruns, d'où dépendaient les

Eaux-Chaudes, à faire les constructions indispensables. Ce ne fut qu'après une longue lutte et sous le coup de menaces réitérées de voir les états se mettre au lieu et place de la communauté pour cette œuvre d'utilité publique qu'on prit enfin une décision. Peut-être ne l'eût-on pas prise encore, si le chevalier de Maucor, nommé commandant de la vallée d'Ossau en 1763, n'eût mis le plus grand zèle à réaliser le vœu des états de Béarn, qui auraient dû être ceux de tout le pays. C'est en 1781 qu'il faut faire remonter les travaux importants qui ont commencé la restauration successive de l'établissement minéro-thermal des Eaux-Chaudes.

A ce nom se rattachent ceux d'administrateurs pénétrés des véritables intérêts de leur département qui ont amélioré successivement les Eaux-Chaudes, et en ont entièrement changé l'aspect. MM. Dessolle, Leroy, Duchâtel, Azévédo, Nogué, Cambacérès, préfets des Basses-Pyrénées, et le marquis de Livron, membre du conseil général, se sont intéressés vivement aux magnifiques constructions qui se sont élevées au dessus des sources et présentent aux malades toutes les conditions désirables pour la facilité comme pour le succès du traitement.

Il y a sans doute quelque chose à faire encore pour placer les Eaux-Chaudes, si ce n'est au dessus, du moins au niveau des établissements voisins, auxquels rien ne manque, ni sous le rapport de l'utilité, ni sous celui du luxe ; mais, puisqu'on a beaucoup fait depuis quelques années, sans même remonter à M. de Maucor, qui eut le premier l'honneur de relever les Eaux-Chaudes de leur abaissement et de conjurer ce qui les menaçait peut-être, c'est-à-dire leur oubli, on parviendra certainement à exécuter ce qui reste à faire : nous osons compter pour cela sur les lumières administratives de notre nouveau préfet, M. Fournier, dont le dévouement, dans sa longue carrière préfectorale, ne fit jamais défaut aux intérêts de ses administrés. Il voudra d'ailleurs attacher son nom à l'achèvement d'un établissement destiné à servir les intérêts de l'humanité, en même temps qu'il augmentera le bien-être d'une contrée confiée à sa paternelle administration.

La belle Fosseuse, qui a joué un rôle dans la vie galante de Henri IV, écrivait que la *vie et la vue n'étaient pas joyeuses à l'égal des Eaux-Chaudes*. Sans accepter pleinement cette exagération, on peut dire que la vue est belle pour ceux qui ai-

ment le pittoresque et que la vie se supporte assez
gaîment dans un pays où, à côté de sources d'une
efficacité traditionnelle, se trouvent les conditions
de bien-être que doit exiger l'état de souffrance
des malades.

CHAPITRE II

TOPOGRAPHIE DES EAUX-CHAUDES ET DESCRIPTION
DE L'ÉTABLISSEMENT THERMAL

Les Eaux-Chaudes sont situées à l'extrémité d
la vallée d'Ossau et dominées par de hautes mon
tagnes. Lorsque, autrefois, on allait à l'établisse
ment thermal, il fallait passer par des chemin
impraticables, descendre des escaliers taillés dan
le roc, se faire porter à travers des mouvements d
terrain très dangereux et côtoyer en tremblant de
précipices.

Aujourd'hui une route pratiquée sur le flanc d
la montagne, route qui est une œuvre d'art plein
de hardiesse et de beauté, rend l'accès du villag
extrêmement facile. Le mauvais état des chemin
et la vue du danger ne troublent plus le voyageu
qui admire les effets pittoresques du paysage.

Malgré la hauteur des montagnes qui domine

les Eaux-Chaudes, le village où elles sourdent se trouve à une élévation de 675 mètres au dessus du niveau de l'Océan. Ainsi, elles sont situées dans une région des Pyrénées rapprochée déjà des grands sommets, c'est-à-dire dans le cœur même de la montagne et presque au pied des cimes les plus hardies. Cette situation dessine le caractère du paysage au milieu duquel est placé l'établissement thermal. Le pittoresque y règne dans toute sa sévérité et dans toute sa grandeur. Les montagnes s'élèvent au dessus des montagnes ; les cimes sont hardies, les pentes rapides ; les torrents se précipitent en cascades, et un peu de terre végétale, étendue sur les marbres et les granits, porte de grands bois de hêtres et de sapins, qui jettent sur le sol d'immenses surfaces de verdure. Cette décoration ne donne pas à la campagne cette variété de tons qui caractérise les régions de la plaine ; mais chaque paysage doit avoir son cachet, et celui qui sert de cadre aux Eaux-Chaudes laisse un souvenir profond chez les personnes qui l'ont visité. C'est l'un des sites de la chaîne des Pyrénées qui méritent à plus juste titre la faveur du touriste.

On comprend maintenant en quoi consiste la topographie du village des Eaux-Chaudes. Le groupe de 20 à 25 maisons, qui est placé au bord du Gave, se trouve situé dans un bas-fond, malgré sa hauteur au dessus du niveau de la mer. Les montagnes, aux pentes plus ou moins rapides, portant des forêts dans une région, laissant voir la roche nue dans une autre, s'élèvent autour de lui dans la plupart des directions. Elles ne forment pas cependant autour du village une enceinte continue comme celle d'un cirque, condition qui serait très défavorable à la salubrité de l'air. On va voir, en effet, que les malades n'ont rien à redouter d'une telle disposition.

Le Gave, qui traverse le défilé de la longue vallée d'Ossau, à l'extrémité de laquelle sont les Eaux-Chaudes, imprimerait seul à l'air un mouvement suffisant pour en renouveler les couches. Mais l'enceinte montagneuse est disposée de manière à réaliser ce résultat et à l'entretenir avec une régularité presque quotidienne. Ouverte dans le sens du grand diamètre de la vallée, elle laisse un espace libre aux influences atmosphériques dans la direction du S.-S.-E. et dans celle du N.-N.-O. C'est par là que pénètre, pendant le règne de la belle saison, une brise fraîche qui a pour effet de produire un abaissement notable dans la température ; elle s'élève avec le soleil, c'est-à-dire qu'elle règne principalement lorsque la chaleur

commemce à se faire sentir ; elle diminue et s'é-
teint quand la chaleur elle-même décline et tend à
s'éteindre. Aussi la brise souffle généralement vers
neuf heures du matin ; vers trois heures, elle décline et devient presque insensible. C'est alors que
les montagnes commencent à projeter leur ombre
sur le fond de la vallée. Grâce à cet état de la mé-
téorologie, les malades, loin d'avoir des inconvénients à redouter pendant les ardeurs de la saison, se trouvent au contraire dans des conditions
très favorables.

Ainsi, d'après le naturaliste Sacaze, la moyenne
de la température annuelle n'est que 10,5 du ther-
momètre centigrade. Cette moyenne ne prouve-
rait rien pour la moyenne de l'été, celle qu'il im-
porte le plus de connaître. Je l'ai recueillie avec
soin dans la saison de 1851, depuis le 1er juin jusqu'au 30 septembre, et je l'ai trouvée de 17° cen-
tigrades. Si cette moyenne est à peu près celle de
la chaude saison pour les autres années, on peut
dire que les étés sont modérés, et bien loin de pré-
senter l'intensité thermométrique d'autres régions
du midi de la France, et surtout des vallées dominées par de hautes montagnes. Sans doute, il y
a une différence assez grande aux Eaux-Chaudes
entre la température de la journée et celle du ma-

tin et du soir ; l'humidité peut même se faire sentir, surtout le soir, avec une certaine force ; mais
n'est-ce pas là la condition de tous les pays appar-
tenant soit au système des Alpes, soit au système
des Pyrénées ? Avec quelques précautions recom-
mandées par les médecins et prises par les malades, tous les inconvénients disparaissent. Ils sont
d'autant moins redoutables que la modération de
la chaleur dans la journée, produite par la fraî-
cheur du vent régnant, rend la transition beaucoup
moins forte et son influence moins sensible sur l'organisation impressionnable des baigneurs.

Le site des Eaux-Chaudes offre, par lui-même,
un intérêt de curiosité. Il est une sorte de point
central placé entre les vallées basses qui vont aboutir
à la plaine et les sommets les plus hardis des
Pyrénées. On peut donc faire de nombreuses
excursions dans le voisinage, qui, toutes, donnent des impressions nouvelles et des effets variés.

D'abord, les Eaux-Chaudes ne sont qu'à 42 kilomètres de Pau, ville habitée, comme on sait,
par de nombreuses familles étrangères, depuis que
la douceur de son climat a été médicalement ap-
préciée ; elles se trouvent à peine à quelques kilomètres des Eaux-Bonnes, distance que l'on fran-
chit en une demi-heure. La vallée d'Ossau est

très intéressante à visiter pour le botaniste ; de
curieuses espèces végétales y étalent leurs gracieu-
ses et odorantes fleurs, et le minéralogiste y trouve
aussi, dans quelques parties de la montagne, de
véritables richesses pour ses études. La belle route
de Gabas, avec ses magnifiques forêts de sapins,
mérite une visite ; là un torrent se précipite en
cascade, avec impétuosité, sur un lit de marbre
dont l'exploitation est ouverte et fournit des blocs
d'une blancheur comparable à celle du Carrare.
Dans cette vallée se trouve aussi une admirable
grotte dans laquelle roule avec fracas un torrent
impétueux sorti des flancs de la montagne ; elle
est une des plus remarquables curiosités natu-
relles des environs.

Au nombre des cimes d'où le voyageur peut aller prendre une idée de la topographie si curieuse
de la contrée, le géant d'Ossau se trouve en quelque sorte à sa portée. Il mesure 2,900 mètres, et
permet d'embrasser de son sommet, sans doute
difficile à gravir, mais qu'on finit par atteindre,
une grande étendue de pays. Le malade peut,
non seulement occuper ses instants, mais aider
agréablement au traitement médical par l'exercice.
Nous venons de montrer que les buts de prome-
nade ne manquent pas ; ils présentent même assez

d'intérêt pour qu'il ne soit pas nécessaire de les choisir.

Si le climat, si les lieux correspondent aux conditions réclamées par l'état des malades, l'établissement thermal présente-t-il une organisation suffisamment bonne pour subvenir aux besoins impérieux du traitement?

C'est ici le lieu de rendre justice à MM. François, ingénieur des mines, et Latapie, architecte du département des Basses-Pyrénées, qui, chacun dans la partie qui le concernait, ont su vaincre toutes les difficultés pour faire un établissement modèle, véritable palais monumental qui, en faisant l'admiration de l'étranger, répondra bientôt à toutes les nécessités exigées pour remplir sa destination.

L'établissement est construit sur la rive droite du Gave; il forme un carré de 32 mètres de côté. Il est exposé par sa principale façade au midi, et est flanqué de trois bâtiments demi-circulaires, qui contiennent les réservoirs, les buvettes, les cabinets de bain, la piscine, et les douches, assez variées, dans la forme et dans leur force, pour satisfaire à tous les besoins imposés par la nature de la maladie.

La vapeur d'eau circule par des tuyaux dans

tout l'établissement, et permet d'administrer des douches de vapeur d'eau simple ou minérale dans les cabinets de douches ou de bains-douches.

Les différentes sources, ou du moins les principales ; le Clot, l'Esquirette chaude et tempérée et le Rey, arrivent dans ces annexes du bâtiment et y sont aménagées de manière à ne pas s'altérer, ni dans leurs qualités chimiques, ni dans leur température.

Le bâtiment principal est donc consacré spécialement au logement et aux plaisirs des malades. Il se compose de salons de réunion, de promenoirs à couvert, de logements bien disposés pour les employés, et de tout ce qui doit enfin concourir au bien-être de ces organisations débiles qui vont chercher aux eaux la guérison ou le soulagement de leurs maux. Sans doute, il y a encore quelques améliorations à introduire dans cet établissement, qui cependant, tel qu'il se trouve, est à la hauteur de tous les besoins ; elles s'opèrent successivement et ne tarderont pas à être complètes.

Pour donner une idée des ressources thérapeutiques des Eaux-Chaudes, qui peuvent suffire à un nombre considérable de malades, voici quelques détails sur leur richesse minéro-thermale : les trois sources les plus actives alimentent ensemble trente-quatre cabinets de bains ou de douches ; la piscine qui reçoit le trop-plein des sources peut recevoir de 20 à 30 malades ; la quantité d'eau minérale que les sources fournissent pour la consommation est très considérable : le Clot, l'Esquirette chaude et tempérée, et le Rey, donnent 136,500 litres par vingt-quatre heures. A l'encontre de tant d'é-tablissements d'eaux minérales en renom qui, manquant d'eau, n'ont pas de suffisantes ressources pour le traitement des malades, les Eaux-Chaudes jouissent d'une sorte de richesse, qui augmentera sans doute par les travaux opérés pour leur conservation et leur distribution.

CHAPITRE III

ANALYSE CHIMIQUE

La qualité qui frappe immédiatement et de laquelle on tient aussitôt compte quand on s'occupe d'analyse d'eaux minérales, c'est la température. En effet, bien que le degré de thermalité n'ait pas une influence comparable, sous aucun rapport, à celle de la composition chimique, il en a une cependant. Voici donc le tableau de la température des sources qui existent aux Eaux-Chaudes ; il est tiré d'un procès-verbal officiel qui a été dressé le 19 novembre 1846.

Le *Clot* donne à la source. . . . . . . 56°,40 centig.
    —   au bain. 35
L'Esquirette chaude donne à la source. . 36
    —   au bain. . . 34
L'Esquirette tempérée donne à la source. 31,50
Le Rey donne à la source. 34
    —   au bain 33,40
Baudot donne à la source 27
Larressecq donne à la source. 25,10
Minvielle donne à la source 11

Depuis 1846, un délégué de M. le ministre du commerce est venu constater le degré de température des diverses sources des Eaux-Chaudes : c'était en 1850. Il y a quelque différence entre la première expérience et la plus récente ; mais elle est si minime qu'elle ne mérite pas d'être signalée : elle doit, d'ailleurs, tenir probablement aux instruments qui ont servi à ces expériences. Je dois dire que, lorsque j'ai pris moi-même avec soin les températures des sources, je les ai trouvées identiques avec les chiffres formulés précédemment.

La thermalité des sources n'a pas sensiblement varié; cependant on l'a cru dans le pays, et depuis la construction de l'établissement nouveau, de mesquines rivalités, s'emparant d'un faux semblant de vérité, ont essayé d'exploiter cette idée au détriment des Eaux-Chaudes. On va voir sur quelle base on s'était appuyé. La source de l'Esquirette se composait autrefois de quatre filets qui se réunissaient; l'un était chaud, deux tempérés, et le quatrième presque froid : se confondant ensemble, ils présentaient nécessairement une moyenne assez faible. Pour augmenter l'action de cette source, qui est une des plus employées et des plus efficaces, on a laissé perdre le filet le moins chaud, et on a séparé le chaud et les tempérés, ce qui forme dès lors deux sources indépendantes. Il en est résulté pour la source chaude et principale de l'Esquirette une augmentation de température qui a fait croire au vulgaire et aux intéressés que les autres eaux de l'établissement avaient perdu en température ce que celle-ci paraissait avoir gagné. L'Esquirette a gagné, assurément, mais elle n'a tiré son bénéfice de thermalité que d'elle-même ; les autres sources sont restées ce qu'elles étaient.

On a vu par le tableau précédent que les quatre premières sources présentaient à peu près le degré de température entretenu par la vie dans l'organisme. Est-ce un avantage? Est-ce un inconvénient? La différence est-elle enfin suffisamment sensible pour qu'une modification d'une certaine portée soit produite dans l'économie, ou bien cette différence est-elle trop faible pour qu'il en résulte des effets thérapeutiques? La réponse à ces questions ne doit pas être empruntée à la théorie, mais prise dans l'expérience. Celle-ci prouve que les eaux qui ont la plus incontestable réputation sont les eaux dont la température se rapproche le plus de celle de l'économie : ce fait a été constaté par mon confrère et ami le docteur Fontan (1), très

_____

(1) *Recherches sur les eaux minérales des Pyrénées.*

expert en matière d'eaux minérales, et très familiarisé avec le mode d'action de celles des Pyrénées.

Ainsi la température telle qu'elle existe dans la plupart des sources des Eaux-Chaudes présente de bonnes conditions sous le rapport thérapeutique : non seulement elle a une action par elle-même, mais elle favorise, par une influence modérée, l'action plus énergique des matières minérales en dissolution.

Les principes minéralisateurs des Eaux-Chaudes sont les sulfates, les sulfures et les chlorures. Tout prouve que les composés de soufre sont les plus actifs, mais les chlorures doivent avoir une part d'action dans les effets obtenus à la suite des traitements par les eaux. En matière d'eaux minérales, d'ailleurs, il n'y a rien d'inutile dans la composition chimique. L'eau minéro-thermale est un médicament qui agit absolument par lui-même, et non par tel ou tel composé qui contribue à sa constitution. La preuve en est qu'on a beau faire avec art, avec habileté, avec la plus minutieuse exactitude, une eau minérale artificielle, on n'arrivera jamais avec elle au résultat qu'on obtient avec le produit naturel.

Les principes sulfureux sont ainsi représentés dans les sources de l'établissement :

grammes.

Le Clot contient par litre	{	0,0004552 de soufre.
		0,0007718 de sulfure de sodium.
L'Esquirette chaude et *l'Esquirette tempérée*	{	0,0003712 de soufre.
		0,0006582 de sulfure de sodium.
Le Rey.	{	0,0005200 de soufre.
		0,0005674 de sulfure de sodium.
Baudot	{	0,0003712 de soufre.
		0,0006582 de sulfure de sodium.
Larressecq	{	0,0003442 de soufre.
		0,0006129 de sulfure de sodium.
Minvielle.	{	0,0000002 de soufre.
		0,0000005 de sulfure de sodium.

Les chlorures contenus dans les Eaux-Chaudes ont été aussi l'objet d'expériences comparatives avec les autres eaux minérales des Pyrénées. Ces expériences ont été faites avec une solution titrée de nitrate d'argent correspondant à 0 gr. 0069 de chlorure par centimètre cube ou 0,00069 par division du tube gradué. Dans ce tableau, la source du Rey, prise pour type des Eaux-Chaudes, est chiffrée à 0,0997, tandis que César-Vieux et La Raillere de Cauterets ne portent que 0,0277 pour la première source et 0,0264 pour la seconde. Cette supériorité sur l'une des Eaux minérales les plus justement renommées des Pyrénées ne se continue pas pour les proportions de principes sulfureux. D'après un travail fait par MM. François et Filhol en 1850, c'est le contraire qui aurait lieu.

Voici d'ailleurs, d'après l'un de ces chimistes, **M.** le professeur Filhol, l'analyse chimique d'une source précieuse à plus d'un titre, la source Baudot, qui contient à peu près les mêmes éléments que les autres sources composant le groupe des Eaux-Chaudes, sauf la chlorūration et l'alcalinité, qui s'y constatent à un degré plus élevé. Cette analyse approximative, que je dois à la bienveillance de M. le professeur Filhol, est la suivante :

Sulfure de sodium.	0,0087
Chlorure de sodium . . .	0,1150
Sulfate de chaux	0,1030
Silicate de chaux	0,0050
Id. de magnésie . .	Traces.
Id. d'alumine. . .	
Sulfate de soude	0,0420
Carbonate de soude . . .	0,0550
Iode	Traces sensibles.

Toutes les sources contiennent en plus ou moins grande quantité et laissent déposer cette matière pseudo-organique connue sous les noms de barregine ou de glairine.

On a remarqué qu'il n'y avait pas d'unité et de précision dans les divers travaux analytiques dont les Eaux-Chaudes ont été l'objet. La comparaison devient donc assez difficile, au point de vue chimique, entre les diverses sources qui composent l'établissement. Mais la chimie serait insuffisante, si on n'avait recours qu'à elle seule, pour apprécier les propriétés thérapeutiques des eaux minérales. C'est toujours à l'expérience médicale qu'il faut avoir recours pour se rendre compte du mode d'action de ces agents si précieux dans le traitement des maladies. Eh bien! l'expérience prouve que, quelle que soit la proportion de chlorures ou de sulfures, et même de thermalité, comparativement aux autres eaux des Pyrénées, les Eaux-Chaudes jouissent d'une précieuse efficacité. Cela doit être, en effet; car, comme nous l'avons déjà indiqué, une eau minérale agit comme un corps simple, comme un médicament indivisible. Son activité thérapeutique ne peut pas être attribuée exclusivement à un des éléments qui la composent, mais à l'ensemble de tous ses éléments.

CHAPITRE IV

PROPRIÉTÉS MÉDICALES

Les propriétés médicales des eaux minérales sulfureuses en général, et des Eaux-Chaudes en particulier, consistent dans une stimulation plus ou moins vive qu'elles déterminent dans l'économie. Sous leur influence, la circulation s'accélère, la sensibilité s'exalte, l'appétit augmente et toutes les fonctions paraissent reprendre un surcroît d'activité. Les Eaux-Chaudes, qui ne se distinguent ni par un excès de température ni par une proportion considérable de composés sulfureux, déterminent cependant les mêmes effets que les eaux analogues des Pyrénées. C'est toujours une excitation qui se développe et qui rayonne dans tout l'organisme, qui en exalte les fonctions, qui en réveille la vitalité. Mais ce résultat ne se produit que dans une certaine mesure. Quand des eaux fortement thermalisées et très chargées de principes sulfureux exercent leur action sur l'économie, cette action peut se révéler dès le commencement du traitement par des inconvénients très dangereux. Avec les Eaux-Chaudes, on s'expose moins facilement à dépasser le but qu'on veut atteindre lorsqu'on s'est familiarisé avec une médication dont l'efficacité dépend, en grande partie, de la manière dont on l'administre.

Les Eaux-Chaudes ont une action générale et une action spéciale : l'une qui s'adresse à l'organisme tout entier, l'autre qui s'exerce contre les états pathologiques que ces eaux ont la réputation traditionnelle de guérir. En matière d'eaux minérales, il est, je crois, utile de toujours faire cette distinction. Cette médication est trop active pour qu'elle ne modifie pas sensiblement, et le plus souvent avec puissance, l'organisme tout entier. Lorsque les eaux guérissent une maladie ou une altération circonscrite, elles le font, dans bien des cas, autant par les effets qu'elles produisent localement que par le changement plus ou moins profond qu'elles amènent dans l'économie. Dans ces circonstances, la guérison s'effectue par ce jeu des sympathies, par ce mécanisme des réactions qu'il faut savoir favoriser pour arriver à des résultats rapides et décisifs.

L'action générale des Eaux-Chaudes se caractérise principalement sur les tempéraments indolents, lymphatiques, strumeux. Dès les premiers jours du traitement, après quelques bains et quelques verres d'eau en boisson, un changement notable s'opère tout à coup dans les conditions physiologiques de l'organisme : le mouvement reparaît dans ces organisations inertes ; la vie, qui y semblait à peu près éteinte, se ranime par le surcroît d'activité développé dans toutes les fonctions ; un état d'expansion rayonne enfin du centre à la circonférence, et se traduit tantôt par une sécrétion considérable d'urine, tantôt par une transpiration abondante, ou bien enfin par quelque éruption qui vient couvrir toute la surface cutanée. Lorsqu'il y a gêne, embarras, dans le jeu des fonctions par des obstacles qui existent dans les vaisseaux, ou par des engorgements qui obstruent les parenchymes, comme dans les tempéraments lymphatiques très caractérisés et dans la scrofule, les Eaux-Chaudes déterminent en peu de temps des changements remarquables. Souvent même la situation s'améliore d'une manière assez complète et assez rapide pour ne laisser que des traces légères de ces états maladifs.

Dans les souffrances nerveuses par défaut d'équilibre de la sensibilité, les résultats sont aussi complets ; le rayonnement des forces qui se produit dans l'organisme rétablit l'équilibre et fait cesser les douleurs. Nous pourrions multiplier les exemples de ces troubles de l'innervation qui ne sont pas encore une maladie grave, mais qui en préparent le développement, que les Eaux-Chaudes guérissent d'une manière aussi prompte que radicale.

Ces résultats sont du ressort de l'action générale, ils ne s'expliquent pas autrement.

L'action spéciale, qui n'est pas la même, ou qui du moins ne s'exerce pas au même degré dans les différentes sources qui composent le groupe des Eaux-Chaudes, correspond à un grand nombre de maladies dont ces eaux triomphent le plus souvent, comme le prouve une longue expérience. Ainsi les Eaux-Chaudes peuvent combattre avec avantage les rhumatismes aigus et surtout chroniques, articulaires ou musculaires; la sciatique, principalement quand elle est liée à une diathèse rhumatismale ; la goutte, les ulcères et les plaies d'une cicatrisation difficile. Les névralgies de l'estomac et du tube digestif ne leur résistent pas quand la source qui convient à ce genre de traitement est bien choisie. La scrofule, dans ses for-

mes nombreuses, comme les engorgements lymphatiques, les ophtalmies scrofuleuses, cède
aussi à la médication par les Eaux-Chaudes. Il en
est de même pour la chlorose; car, en redonnant
de la vigueur à l'économie, en activant la circulation, en rétablissant l'appétit, en faisant cesser
l'état de trouble de l'innervation, ces eaux met-
tent un terme à la pâleur, à l'anémie, à la faiblesse,
qui caractérisent cette affection grave. Il paraîtrait,
dans ce cas, que la médication agit par ses effets
généraux, et non par une influence spéciale; cependant il serait difficile de le décider. Les maladies utéro-vaginales avec engorgement du col,
avec granulations et excoriations, mais sans signes
de dégénérescence, sont guéries par les mêmes
moyens d'action. Ils réussissent également contre
les paralysies qui ne se rattachent pas à un état
cérébral dans lequel une constitution sanguine ou
des accidents inflammatoires ont joué le rôle de
cause, contre les catarrhes bronchiques, la pneumonie chronique, et même la phthisie commen-
çante. Leur puissance est surtout souveraine contre l'aménorrhée, la dysménorrhée, la leucorrhée.
Elles combattent aussi avec succès la ménorrhagie
trop abondante, et même la métrorrhagie provenant d'anémie. Dans ces cas, elles semblent agir

en régularisant les fonctions de l'utérus, et cela explique pourquoi, de temps immémorial, l'on a pu, sans leur attribuer une propriété spéciale, leur donner justement le nom d'*emprégnadères* ou *engrosseuses*; la dyshémorrhée, ou les accidents produits par la suppression du flux hémorrhoïdal, cède le plus souvent à leur action, car il est rare qu'elles ne rappellent pas cet écoulement. Enfin, elles décentralisent les principes herpétique et syphilitique en les portant sur la peau, et aident à leur guérison.

Mais si les Eaux-Chaudes peuvent avoir raison de cette série de maladies dont la plupart sont d'une nature grave, il y en a d'autres dont les symptômes s'exaspéreraient sous leur influence, et qu'il faut se garder de soumettre au traitement minéro-thermal.

Dans la constitution sanguine, dans l'état d'irritabilité de l'organisme, dans la disposition aux maladies inflammatoires, on doit s'interdire les Eaux-Chaudes, ou tout au moins en faire surveiller minutieusement l'emploi par le médecin. Dans les affections organiques du cœur et des gros vaisseaux, il serait dangereux d'en faire le moindre usage. Non seulement on augmenterait le désordre, mais on courrait le risque de provoquer la rupture d'un anévrisme en voie de formation, ou de produire une congestion, événements qui peuvent amener la mort. Quand il s'agit de paralysies, il faut bien s'assurer des symptômes qui les ont précédées. Il y a des exemples, dans la pratique des eaux, des suites funestes d'une médication aussi active, qui a pour effet d'accélérer la circulation du sang, ou, en d'autres termes, de préparer des accidents graves.

Dans les cas de squirrhe et de cancer, les eaux sont également contre-indiquées. On comprend que leur usage ne ferait qu'exaspérer l'état de la lésion en changeant la tumeur qui est de nature indolente en tumeur inflammatoire. Pour nous résumer, nous dirons que tous les genres de maladie qui peuvent subir une aggravation par une surexcitation trop vive de la circulation et de la sensibilité sont hors du cadre de celles que le traitement par les eaux améliore ou guérit.

Mais, comme nous l'avons fait pressentir précédemment, les différentes sources n'agissent ni au même degré, ni de la même manière. Non seulement les unes produisent des effets que d'autres produisent faiblement ou même ne produisent pas, mais il y en a aussi qui guérissent des maladies que des sources de température et de composition analogues ne parviennent pas à guérir.

Voici, en effet, les propriétés spéciales de chacune de ces sources, qui toutes ont une grande valeur thérapeutique.

L'eau du Clot est la plus excitante. Elle agit avec force sur les muqueuses, sur la peau et sur tous les organes en général. Il faut être sobre dans son administration quand on la donne en boisson, car elle peut développer des inflammations de l'estomac ou des intestins. Nous en avons vu plusieurs exemples d'une telle gravité, que les symptômes inflammatoires en étaient alarmants. Ils étaient apparus chez des personnes qui en avaient bu en trop grande quantité (quatre à six verres). Cependant, prise avec modération, elle est digérée avec facilité et produit de bons effets. L'eau du Clot agit surtout avec force pour combattre les rhumatismes, rappeler le flux menstruel supprimé, le flux hémorroïdal et les éruptions herpétiques. C'est dans ces cas que cette source se distingue par son efficacité, car il est rare que ses eaux trompent l'espérance du malade et les prévisions du médecin.

La source chaude de l'Esquirette fournit une

eau peu excitante comparativement à celle du Clot. Elle convient, en effet, dans les maladies nerveuses, où il faut se garder de développer de la surexcitation.

La source de l'Esquirette tempérée, moins excitante encore que la précédente, est très efficace dans les inflammations chroniques. C'est surtout contre les affections utéro-vaginales, avec engorgement et ulcérations, accompagnées de douleurs plus ou moins vives, que cette eau, administrée en douches ascendantes, est réellement d'une efficacité remarquable. La révolution s'opère sans exaspérer la souffrance, et même en déterminant cet état de calme local et général qui résulte ordinairement d'une médication anti-phlogistique. Cette influence, si difficile à expliquer par la composition chimique de l'eau, mais que l'expérience clinique met en évidence, résulte-t-elle de la température, qui est modérée, ou de cette même composition? Comme, à notre avis, les eaux agissent de la même manière qu'un médicament simple, nous croyons que c'est à la réunion de toutes ses qualités physiques et chimiques que l'Esquirette doit ses précieux effets et ses succès nombreux.

Le Rey, malgré la faiblesse relative de sa température, guérit souvent les rhumatismes qui ont

résisté à l'action plus énergique du Clot. Les organisations lymphatiques et scrofuleuses qui ont be-
soin d'être ménagées, celles des enfants, par
exemple, qui présentent une débilité et une im-
pressionnabilité très grandes, se trouvent bien des
bains pris à cette source.

Le Rey rappelle par son nom la célébrité dont
elle jouissait du temps de la cour de Navarre. C'é-
tait alors la source du Roi, parce qu'on la consi-
dérait comme la plus efficace dans le traitement des
affections rhumatismales.

La source *Baudot* fournit une eau d'une diges-
tion facile et très employée en boisson. Il n'y a
guère de malade qui n'en fasse usage. Cette eau
est détersive, résolutive et diurétique, à un point
plus élevé que les autres sources. Elle exerce une
action fortifiante sur les muqueuses bronchiques,
sans jamais déterminer, même à assez haute dose,
de mouvement fébrile ; elle guérit les catarrhes
humides, opère la résolution des lésions qui cons-
tituent la pneumonie chronique, et exerce même
une salutaire influence sur les symptômes qui caractérisent la phthisie à son début. Cette source,
nouvellement découverte, a déjà acquis une certaine célébrité par les cures qu'elle a produites.
Elle mérite un rang distingué dans le groupe des

Eaux-Chaudes ; car elle a une spécialité d'action qu'elle ne partage pas avec les autres et lui donne par conséquent un caractère particulier.

Larressecq donne une eau très résolutive, qui est employée traditionnellement, et avec un succès qui ne s'est pas démenti, dans le traitement des plaies, ulcères, ophthalmies chroniques et scrofuleuses, engorgement des articulations, etc. Elle n'a pas démérité de la réputation qu'elle avait dans un temps déjà bien éloigné de nous et qui lui valut du premier des Bordeu le nom de Fontaine de Salut.

La source *Minvielle* a une température de 11° seulement. On comprend donc combien elle doit être froide dans la saison des eaux. Ceux qui la boivent sans ménagement peuvent en éprouver et en éprouvent des accidents quelquefois graves. Aussi le bon docteur Samonzet, l'un de nos prédécesseurs les plus justement aimés et estimés, avait voulu la faire condamner comme nuisible aux malades. Son erreur, consacrée dans le *Manuel des Eaux Minérales* de MM. Patissier et Boutron, vient de ce qu'il s'est trompé sur la véritable cause des effets de cette source. Ce n'est point par sa composition, mais par sa température glaciale, que cette eau crée des indispositions ou peut même développer des maladies sur ceux qui la boivent dans un état de transpiration ; mais, même à cause de cette température, elle peut être avantageusement employée. Administrée avec précaution et sous la surveillance du médecin, elle guérit les névralgies de l'estomac et des intestins et peut modifier favorablement les inflammations chroniques de ces organes. Il faut se garder de son emploi chez les malades qui présentent le moindre signe d'état catarrhal.

Telle est la propriété spéciale de chacune des sources du groupe minéro-thermal des Eaux-Chaudes. Mais au dessus de l'observation médicale, il y en a une autre plus ancienne qu'elle, et dont il faut tenir grand compte, car l'observation médicale ne vient qu'après : c'est celle qui est fournie par l'observation empirique et populaire, où, en d'autres termes, par la tradition. Eh bien ! dans les Pyrénées, ce pays de montagnes où les rhumatismes sont très communs, il est de tradition, depuis un temps immémorial, que les Eaux-Chaudes guérissent sûrement et infailliblement cette classe de maladies. Cette opinion est tellement enracinée chez les habitants des Pyrénées et des contrées limitrophes, que les rhumatisants viennent aux Eaux-Chaudes sans même prendre l'avis du médecin. — Une telle tradition nous a paru avoir assez de valeur pour mériter de ne pas être omise.

Les observations qui vont suivre serviront de démonstration aux propriétés dont nous venons de faire l'énumération analytique.

CHAPITRE V

OBSERVATIONS

I

*Maladie de l'utérus avec engorgement, granu-
lations, excoriations de nature herpétique.*

Madame la générale B... (Espagne), âgée de
38 ans, de forte constitution, de tempérament
lymphatico-sanguin, mère de deux enfants,
éprouva, il y a sept ans, du dérangement dans
la menstruation : les règles venaient tous les vingt
jours avec de vives douleurs lombaires et hypo-
gastriques, et très abondamment.

Appelé auprès de la malade, je note l'état suivant : embonpoint assez considérable ; elle porte
sur les bras et une main une affection herpétique granuleuse qui procure des démangeaisons

très vives ; la même éruption se fait remarquer à la partie latérale droite de la poitrine au dessous du sein, dans une étendue de deux pouces de circonférence environ. La partie interne des grandes lèvres présente la même affection éruptive. Un écoulement muqueux jaunâtre, assez abondant, tache les linges ; des douleurs se font sentir au col de la matrice ; elles sont parfois lancinantes. La malade ayant été examinée au moyen du spéculum, je trouve le col de l'utérus extrêmement gonflé. Sa couleur est d'un rougé violacé. Au toucher il est mou et ne présente ni dureté ni bosselure. On aperçoit sur toute sa surface des granulations nombreuses avec des ulcérations superficielles qui les séparent.

Je prescris un bain à la source de l'Esquirette chaude de la durée de vingt minutes, et les règles apparaissent le soir même avec des douleurs atroces et inconnues jusque là. Madame B... m'annonce qu'elle vient des Eaux-Bonnes, où elle avait été envoyée sans doute par erreur, et que, n'ayant pu trouver l'occasion de prendre conseil du médecin inspecteur, elle a fait usage pendant dix jours de deux verres d'eau de Bonnes, qui l'ont extrêmement irritée.

Je prescris des fomentations émollientes et narcotiques sur la région utérine et des injections émollientes tièdes pour calmer les douleurs. A la suite de ce traitement calmant, bain à l'Esquirette de trois quarts d'heure, qui est bien supporté. Après **21** bains pris par la malade à la même source, **18** douches utéro-vaginales à la source tempérée de l'Esquirette et un verre d'eau bu matin et soir à la source Baudot, les douleurs ont graduellement diminué, l'écoulement vaginal a disparu; et avant le départ de la malade j'ai pu constater que l'éruption des diverses parties du corps était effacée, que le col de l'utérus n'offrait plus que l'épaisseur et le diamètre naturels et que les ulcérations étaient complétement cicatrisées. La couleur de l'organe avait repris le blanc rosé de l'état normal.

Madame B... était si satisfaite de son état qu'elle doit revenir aux Eaux-Chaudes la saison prochaine avec son jeune fils, qui est atteint d'une affection herpétique de même nature.

2

Engorgement du col de l'utérus avec excoriations.

Madame C..., femme d'un haut fonctionnaire de Madrid, est âgée de 36 ans; elle a un tempérament nervoso-sanguin; elle est mère de trois enfants morts en bas âge. Depuis son dernier accouchement, qui date de cinq ans, elle éprouve de vives douleurs aux lombes et aux hypocondres, surtout à l'époque de l'apparition des règles, qui viennent irrégulièrement. Cet état s'accompagne d'un écoulement vaginal muqueux assez abondant. Traitée dans son pays, elle fut envoyée sans succès pour sa maladie dans différents établissements de bains de la Péninsule. Des bains de mer pris à Barcelone ne produisirent aucun changement.

Quand la malade vint me consulter, elle accusait de vives douleurs aux lombes, aux aines et dans toute la région utérine; les règles s'étaient supprimées depuis plusieurs mois; il s'écoulait par le vagin un liquide muqueux et sanguinolent; la malade était sujette à des vomissements répétés; la maigreur était prononcée; le col de l'utérus présentait à l'exploration une tuméfaction dont la surface, d'un rouge vif, laissait apercevoir quelques excoriations superficielles.

Le traitement consista dans 16 bains à la source chaude de l'Esquirette, et 18 douches ascendantes de la durée de 15 minutes à l'Esquirette tempérée. Il ne se produisit aucun accident pendant son cours. Au contraire, l'amélioration se prononça rapidement, puisque l'exploration du col me fit reconnaître la disparition de l'engorgement; je pus alors me convaincre que l'organe avait repris sa couleur naturelle et que les excoriations s'étaient cicatrisées. Les symptômes généraux s'étaient modifiés favorablement, comme les caractères pathologiques de l'organe malade. Il n'y avait plus de vomissements malgré l'abondance de la nourriture; le teint, qui était pâle, s'était ranimé; enfin, la menstruation avait reparu et duré trois jours sans faire éprouver aucune douleur. Cette observation présente l'exemple d'une guérison que je crois complète.

3

Affection de l'utérus, avec engorgement et granulations.

Mme A..., âgée de 30 ans, de tempérament lymphatique, éprouva il y a six ans, peu de temps après son premier accouchement, des douleurs vives à la matrice. Bientôt engorgement du col, granulations, écoulement blanc abondant et fétide, douleurs d'estomac, douleurs aux lombes, constipation opiniâtre. Traitement anti-phlogistique pendant deux mois sans grand soulagement.

Depuis cette époque, elle eut un second accouchement, qui n'aggrava pas la position. En 1848, une troisième grossesse, qui donna lieu à un accouchement pénible et malheureux, rendit les symptômes plus graves, malgré l'énergie avec laquelle on les combattit.

Dans la saison de 1849, Mme A... vint aux Eaux-Chaudes, où 21 bains à la source chaude de l'Esquirette et 21 douches utéro-vaginales à la source tempérée, tarirent l'écoulement et calmèrent les douleurs. La malade se trouva si bien l'hiver suivant, qu'elle ne crut pas devoir revenir en 1850; mais en janvier 1851, tous les symptômes reparurent avec intensité. La malade revint en juin dans un état de très grande faiblesse. Familière avec le traitement qui l'avait soulagée une première fois, elle prit 15 bains à l'Esquirette chaude et 15 douches à l'Esquirette tempérée, buvant tous les jours deux verres d'eau de la source Baudot. L'amélioration fut telle que la malade, qui se proposait de venir compléter sa guérison en septembre, n'est point revenue. A mon passage à Pau, je me suis assuré que le mieux se soutenait. Ces renseignements m'ont été fournis par elle-même.

4

Aménorrhée.

Mademoiselle D..., âgée de 22 ans, de tempérament lymphatique, vit ses règles se supprimer tout à coup il y a trois mois. Aussitôt douleurs vives à l'estomac et dans les épaules, toux quinteuse et fréquente, crachement sanguinolent, céphalalgie sus-orbitaire violente et continuelle. Je prescris des demi-bains à l'Esquirette, des douches le soir sur les lombes et les cuisses, qui irritent au point de ne pouvoir les supporter. Je fais alors passer la malade à la source du Clot, où elle prend des demi-bains. Au dix-neuvième, les règles sont revenues en assez grande abondance, et aussitôt la toux, les douleurs de toute nature, ont disparu comme par enchantement. La malade a bu deux verres d'eau de Baudot et un verre au Clot pendant tout le traitement.

5

Aménorrhée avec épistaxis.

Madame C..., âgée de 36 ans, de tempérament lymphatique, a vu ses règles se supprimer, il y a deux ans, sans avoir pu en apprécier la cause. Bientôt après, douleurs erratiques sur les membres et hemorragies nasales très abondantes, se répétant souvent sous l'influence de la moindre cause.

Je prescris six demi-bains à l'Esquirette, avec

compresses d'eau froide sur le front pendant la durée du bain. La malade ne trouve pas la température de l'Esquirette assez élevée et éprouve des frissons dans le bain. Alors demi-bains de trois quarts d'heure à la source du Clot, et douche en arrosoir de cinq minutes sur les membres inférieurs et les lombes. A la deuxième douche, les règles reparaissent, et durent trois jours et demi avec assez d'abondance. Je fais reposer la malade pendant 4 jours, pour reprendre ensuite les bains et les douches pendant 13 jours. Durant le traitement, la malade a pris 1 verre d'eau du Clot le matin et 1 verre d'eau de Baudot le soir. Après ce traitement, il n'y a plus trace de douleurs. L'épistaxis n'a paru qu'une seule fois pendant la saison, et sa durée a été de 5 minutes.

6

Aménorrhée avec attaques nerveuses.

Mademoiselle M..., âgée de 27 ans, de tempérament lymphatico-nerveux, a eu une enfance valétudinaire. Les règles ont paru à 15 ans, assez ré-

gulièrement, mais jamais plus d'un jour. A 16 ans,
survint une toux violente, qui dura deux ans, pendant lesquels la malade éprouva plusieurs crache-
ments de sang qui diminuaient l'intensité de la
toux. A cette époque, les règles disparurent, et furent remplacées par un écoulement blanc, muqueux et abondant. Les ferrugineux, les antispas-
modiques, déterminèrent toujours des convulsions
qui obligèrent d'en cesser l'emploi. La malade fut
envoyée aux Eaux-Bonnes, dont l'usage pendant
une saison ne changea rien à son état.

Aujourd'hui, état général faible, plus de toux,
plus de règles, écoulement blanc très abondant,
attaques de nerfs de 15 à 20 minutes de durée
tous les trois ou quatre jours et venant après la
moindre contrariété, rien d'anormal dans la poitrine.

Je prescris bain à l'Esquirette d'une heure de
durée, douche ascendante utéro-vaginale, à jet
faible de dix minutes, 3 verres d'eau de Baudot
par jour. Après le 15ᵉ bain et la 1ʳᵉ douche ascendante les règles reparaissent, et durent 2 jours et
demi. Pendant tout le temps du traitement, qui a
duré 15 jours, et qui s'est composé de 15 bains et
10 douches ascendantes, la malade n'a pas eu la
moindre secousse nerveuse. L'écoulement blanc a

diminué des 4 cinquièmes, l'appétit est revenu, et l'état général s'est considérablement amélioré. La malade doit revenir l'an prochain.

Leucorrhée.

Mademoiselle B..., âgée de 30 ans, de tempérament lymphatique, a joui d'une bonne santé jusqu'à l'âge de 22 ans. A cette époque, elle eut une fièvre putride qui la retint au lit pendant un mois. Depuis cette maladie, elle ressent des douleurs très vives tous les mois, lorsque les règles veulent venir. Elles apparaissent assez régulièrement, mais en si petite quantité qu'elles marquent à peine pendant quelques heures. Dans l'intervalle des époques, la malade a des pertes blanches si abondantes qu'elle est obligée de se garnir constamment. Elle éprouve alors de vives douleurs dans les épaules ; les digestions sont difficiles et de violentes céphalalgies se font sentir. En ce moment, la maigreur est considérable et générale, la débilité est extrême.

Cet état a été combattu long-temps sans succès par les toniques, les ferrugineux et les astringents.

Je prescris, un bain d'une heure de durée à la source de l'Esquirette tous les jours, et après le 10e bain, je fais doucher la malade le soir avec l'arrosoir à la source du Clot, pendant 10 minutes, sur les lombes, les cuisses et les jambes. A la 6e douche, les règles viennent assez bien, et durent 3 jours. Après l'époque, je fais reprendre les bains à l'Esquirette tous les jours pendant une semaine, et je fais donner tous les soirs, à l'Esquirette tempérée, une douche ascendante utéro-vaginale de 5 minutes de durée. La malade boit en outre, pendant tout le temps du traitement, deux verres d'eau à la source Baudot. Après 17 bains, 6 douches en arrosoir et 7 douches ascendantes, l'amélioration est si grande que la malade, avant de partir, me dit qu'il lui semble être dans un autre monde ; ce sont là ses propres expressions. Elle ne ressent plus de maux de tête, de douleur dans les épaules ; l'écoulement est tari. L'appétit, cependant, n'est point revenu ; mais le peu qu'elle mange est bien digéré. Cette malade doit revenir en 1852.

§

Leucorrhée avec attaques d'hystérie.

Mademoiselle L..., âgée de 29 ans, de tempérament lymphatique, fut réglée à 13 ans. Elle jouit
d'une bonne santé jusqu'à 17 ans. Elle fut prise
à cette époque, dans l'hypocondre gauche, d'une
vive douleur qui dura un an et résista à l'action
des émissions sanguines et des anti-spasmodiques
réputés les plus énergiques. A 19 ans, à la suite
d'une vive contrariété, survinrent des attaques nerveuses d'hystérie qui se répétèrent souvent, surtout aux époques des règles. Dans l'intervalle,
fleurs blanches abondantes, douleurs entre les
épaules, digestions difficiles, amaigrissement pro-
gressif. A 20 ans, il se déclare un hoquet nerveux
presque continuel, très fatigant, qui dura pendant
5 ans et qui a fini par disparaître, mais qu'une
salivation très abondante a remplacé. On remar-
que en même temps un peu de dypsnée, quelques
stries de sang dans les crachats à l'époque des
règles, qui sont assez régulières, mais très peu
abondantes. Ces crachats ne sont pas accompagnés
ni précédés de toux.

La poitrine, explorée avec soin, n'offre rien de particulier ; elle résonne bien dans toutes ses parties, et aucun bruit anormal ne s'y fait entendre. Enfin, les mouvements du cœur sont réguliers et n'offrent point de palpitations extraordinaires. La malade prend 21 demi-bains à la source de l'Esquirette chaude, 13 douches en arrosoir sur les lombes, les cuisses et le long de la colonne vertébrale, et 10 douches ascendantes utéro-vaginales de 10 minutes à la source tempérée. Elle boit 2 verres d'eau par jour à la source Baudot et 1 verre le soir à Minvielle pendant la dernière semaine. Aucun accident ne se déclare pendant le traitement ; la malade voit, au contraire, peu à peu, tous les symptômes s'amender favorablement, à l'exception de la salivation, qui a résisté. Elle part se disant guérie, et se proposant néanmoins de revenir pour la saison de 1852 pour consolider sa guérison.

9

Chlorose.

Mademoiselle A. M..., âgée de 29 ans, de tempérament lymphatique, de constitution faible, est menstruée d'une manière irrégulière et insuffisante depuis le commencement de la menstruation. Couleur de la peau pâle-verdâtre, surtout aux lèvres, paupières cernées, yeux languissants, lassitude générale, appétit nul, constipation continuelle, ventre tendu, perte en blanc assez abondante. Cette personne présente à ma visite un gonflement œdémateux de la jambe gauche qui a augmenté progressivement depuis une huitaine de jours et qui a acquis aujourd'hui un développement assez considérable pour rendre difficiles les mouvements de la jambe. Six bains au Clot déterminent peu de changement et la malade témoigne le désir d'avoir des bains moins chauds. Bains d'une heure à la source du Rey, et au 4e bain diminution notable de l'engorgement de la jambe. Continuation des bains à la source du Rey jusqu'au nombre de 15, et douche en arrosoir de 10 minutes sur la jambe et tout le corps, le soir. La malade a pris ainsi 21 bains et 13 douches au Clot, qui ont fait disparaître l'engorgement œdémateux de la jambe et tellement amélioré l'état général, qu'elle se trouve parfaitement bien. Elle mange et digère facilement; une légère animation a remplacé son extrême pâleur, et son écoulement a presque complétement

disparu. Pendant le traitement, cette malade buvait 1 verre d'eau de Baudot matin et soir.

10

*Maladie de l'utérus avec chlorose et
métrorrhagie.*

Madame L..., âgée de 40 ans, de tempérament
lymphatique, sans enfants, teint pâle, luisant,
œdème général, digestions pénibles et constipation.
Les règles viennent depuis quelques années tous
les quinze jours, et elles sont si abondantes qu'elles affaiblissent prodigieusement la malade. Elles
durent huit jours et peuvent être considérées comme de véritables pertes, contre lesquelles tous les
moyens, même le tamponnement, ont été employés. Le médecin ordinaire signale un gonflement considérable du col de la matrice avec une
rougeur assez vive et des granulations. La malade
prend 6 bains à la source du Rey, ensuite 15 bains
à la source de l'Esquirette et 12 douches ascendantes utéro-vaginales à l'Esquirette tempérée.
Elle boit 3 verres d'eau de Baudot dans sa journée.

A la fin de ce traitement, la malade se trouve

très bien; elle n'éprouve plus aucune douleur à
l'utérus, au toucher. On trouve que le gonflement
du col a disparu. Les règles arrivent et durent 5
jours seulement sans trop d'abondance. L'état
général s'est bien amélioré.

11

Métrorrhagie. — Leucorrhée entre les époques.

Madame de R..., de tempérament lymphatique,
de constitution débile, âgée de 40 ans, éprouva,
il y a deux ans, une bronchite aiguë qui occasionna
une légère hémoptysie. Depuis, elle éprouve tous
les quinze jours une menstruation qui dure 8 jours
et qui, par son abondance, constitue une véritable
hémorragie. Dans l'intervalle des époques, il se
produit un écoulement leucorrhéique très considérable. La malade éprouve des palpitations très
fortes dans la région du cœur et des battements
aortiques vers l'épigastre.

Je prescris 13 demi-bains à la source de l'Esquirette, 13 douches ascendantes utéro-vaginales
à la source tempérée, et 6 douches en arrosoir sur
les extrémités inférieures. Après la 6e douche as-

cendante, suppression de la perte blanche; les règles arrivent et coulent modérément pendant 4 jours.

A la fin du traitement, l'état général s'est amélioré d'une manière étonnante, et la malade, qui depuis long-temps n'avait pas d'appétit, mange bien et digère sans peine. Elle doit revenir en 1852.

13

Scrophules.

Mademoiselle D..., âgée de 18 ans, de tempérament lymphatique, porte des cicatrices scrophuleuses au col. Elle tousse beaucoup, mais sans expectoration. Elle n'a pas de fièvre. Les ailes du nez sont enflées, l'œil droit est œdématié et larmoyant. Elle est bien réglée. La poitrine, bien conformée, est résonnante dans toute son étendue, et ne laisse apprécier aucun bruit anormal qui puisse faire craindre une maladie organique.

Après 17 bains à la source du Rey, 3 verres d'eau de Baudot par jour en boisson, trois ou quatre fomentations par jour sur l'œil et sur les ailes du nez avec l'eau de Larressecq, on obtient la cessation complète de la toux, l'œdématie de l'œil a disparu et l'enflure des ailes du nez a diminué des deux tiers.

13

Engorgement scrophuleux de l'articulation du genou.

Mademoiselle V..., âgée de 10 ans, d'un tempérament lymphatique, a eu depuis sa naissance une enfance toujours maladive. Les glandes du col ont été presque constamment engorgées. L'an dernier elle fut prise, tout à coup, de douleurs vives à l'articulation du genou droit qui amenèrent en peu de jours un engorgement considérable de cette articulation. Un traitement anti-phlogistique assez actif diminua les douleurs et le gonflement. Aujourd'hui 31 mai, après une chute faite hier, la malade éprouve une forte douleur. Il y a de la chaleur et de la rougeur au genou, qui a repris le volume qu'il avait aux plus mauvais jours. Je prescris 8 sangsues, le repos absolu et des cataplasmes émollients. Le 4 juin, je fais prendre à la petite malade, à la source de l'Esquirette, un bain de trois quarts d'heure, qui calme la douleur. Le 5, la mère m'ayant appris qu'elle ne pouvait rester aux Eaux-Chaudes qu'une quinzaine de jours, je prescris le bain de 1 heure et une douche en arrosoir, légère, à la même source. Après la première douche, il paraît le soir même sur l'articulation une éruption pustuleuse, mais sans douleur. Les 6, 7, 8 et et 9, bain seulement. L'éruption a à peu près disparu. Le 10, reprise de la douche qui fut continuée concurremment avec le bain sans aucun nouvel accident jusqu'au 18.

A cette époque, diminution des quatre cinquièmes de l'engorgement; il n'y a plus la moindre douleur, et le jeu de l'articulation est facile, ce qui n'était point auparavant. La malade fût bien certainement guérie d'une manière radicale si elle eût pu continuer le traitement pendant quelques jours de plus. J'ai conseillé à la mère d'administrer, pendant l'hiver, à cet enfant, des amers et un peu d'iodure de potassium.

14

Maladie dartreuse crustacée, répercutée et s'ac-
compagnant d'oppression et de céphalalgie.

M. D..., âgé de 50 ans., de tempérament sanguin et de complexion apoplectique, est sujet depuis plusieurs années à une grande difficulté dans
la respiration, survenue après la disparition de
croûtes dartreuses qui occupaient diverses parties
du corps. La malade me présente l'état suivant :
face injectée, pouls régulier mais plein et dur, douleur musculaire profonde à la base de la poitrine,
céphalalgie. Je prescris une application de 15
sangsues à l'anus, qui diminue la céphalalgie et
modifie la pléthore générale. Alors, commencement
du traitement par les eaux. Il consista en six demi-
bains à l'Esquirette, 14 demi-bains au Clot, avec
compresses d'eau froide sur la tête, en douches de
10 minutes en arrosoir au Clot, sur les lombes, les
membres inférieurs et la douleur musculaire de la
poitrine ; enfin, en un verre d'eau de Baudot, le matin, et plus tard un verre d'eau du Clot, le soir. Il
se produisit à la suite de ce traitement de l'agita-
tion pendant la nuit, mais sans fièvre. Huit jours

après l'avoir commencé, une éruption scarlatineuse se montra sur les points occupés autrefois par les dartres. Peu de jours après l'éruption s'effaçait, les nuits étaient calmes, il n'y avait plus de douleur. Lorsqu'à la fin de son traitement, c'est-à-dire après 22 jours, le malade partit, il n'éprouvait plus ni oppression, ni céphalalgie, ni douleur musculaire à la poitrine.

15

Affection herpétique, avec symptômes syphilitiques.

Monsieur C...., âgé de 30 ans, de tempérament nerveux, de constitution débile, contracta, il y a quatre ans, une blénorrhagie qui céda à l'emploi des anti-phlogistiques, du copahu et du poivre cubèbe. Cependant, au moindre écart de régime, l'écoulement reparaît encore en petite quantité. Quelque temps après la disparition de l'écoulement, il survint deux dartres vives, à la partie supérieure des cuisses, de la largeur de la paume de la main, qui existent encore et qui datent de trois ans. 6 bains à la source du Rey tarissent l'écoule-

ment et modèrent un peu la vivacité de l'affection dartreuse. Le malade boit 2 verres à la
source Baudot le matin et un verre au Clot le
soir. Je prescris ensuite des bains à la source du
Clot, et au cinquième les dartres étaient guéries
et l'écoulement blénorrhagique n'avait point reparu ; mais il survint sur le visage et le cuir che-
velu des pustules sèches, arrondies à leur circonférence, peu élevées, ayant le caractère syphilitique. Je fais continuer les bains du Clot jusqu'au
nombre de 15, qui ne firent qu'augmenter l'éruption pustuleuse. Le malade ayant été obligé de
partir, je lui conseille un traitement anti-syphili-
tique avec l'iodure de potassium, qui aura, je
pense, eu raison de la maladie. Du reste, à son
départ, l'état général de ce malade était bien meil-
leur qu'à son arrivée.

16

Rhumatisme général aigu.

Madame M...., âgée de 38 ans, de tempérament sanguin, fut atteinte, il y a trois ans, de
douleurs rhumatismales dans les articulations, et

surtout dans les petites. Les douleurs n'ayant point cessé depuis cette époque, elles finirent par rendre difficile l'usage des pieds et des mains. Après l'accouchement d'un neuvième enfant, les douleurs devinrent telles, que les moyens les plus actifs ne purent les faire cesser. Portée aux Eaux-Chaudes avec la plus grande précaution, à cause des vives douleurs occasionnées par le moindre mouvement, cette malade présenta à notre examen l'état suivant : douleurs vives dans les articulations, accompagnées de chaleur, rougeur et gonflement ; douleur et palpitations violentes du cœur, compliquées d'étouffements ; fréquence et plénitude du pouls, anxiété profonde. La malade se refusant à la saignée, je prescrivis le repos absolu, l'usage de boissons rafraîchissantes, et des cataplasmes émollients anodinés. Les douleurs s'étant un peu calmées, je commençai aussitôt le traitement par les eaux. J'envoyai la malade à l'Esquirette, où elle prit, au début, un bain de 15 minutes. Je continuai, en augmentant progressivement la durée du bain. Pendant tout le temps que la malade se baignait, il se produisait un calme notable dans les douleurs. Le soir, il se développait un peu de réaction ; mais l'amélioration fut cependant si rapide, qu'au bout de six jours la malade pouvait aller à

pied prendre son bain. Cette amélioration se conti-
nua de manière à faire disparaître complétement
les douleurs; il n'y avait que le gonflement qui
persistait; la malade avait alors pris 23 bains à
l'Esquirette, 15 douches en arrosoir sur les articulations, et 2 verres par jour d'eau de la source
Baudot.

Elle partit alors dans un état très avancé de
guérison. Revenue deux mois après, sans avoir
éprouvé de rechute, elle prit 6 bains à l'Esquirette, 15 bains au Clot, 12 douches au Clot de
dix minutes de durée, et 2 verres d'eau de Baudot
en boisson. Après ce second traitement, l'engorgement avait entièrement disparu et la guérison
pouvait être considérée comme complète.

17

Rhumatisme musculaire et articulaire.

Madame M..., née C..., sœur d'une de nos
plus grandes illustrations militaires de l'époque,
âgée de 62 ans, de tempérament sanguin, fut atteinte, il y a vingt-six ans, par suite d'un refroidissement pendant un état de transpiration, d'un

rhumatisme général qui la retint au lit pendant deux mois. Les membres s'étaient contractés et la marche restait très pénible. Il y a deux ans, elle fut reprise de douleurs aux articulations coxo-fémorale gauche et scapulo-humérale du même côté, qui durèrent deux mois, et qui furent assez fortes pour empêcher les mouvements des membres. En septembre 1850, 15 bains au Clot avaient suffi pour améliorer la position au point que l'hiver suivant fut sans souffrance. Au printemps de 1851, après une chute assez violente, les douleurs reparurent, mais avec moins d'intensité. En août, 19 bains au Clot et 10 douches en jet sur les articulations ont produit une guérison complète.

————

18

Rhumatisme articulaire au genou gauche.

Mlle de R..., âgée de 14 ans, de tempérament sanguin, de bonne constitution, assez bien réglée depuis un an, reçut, il y a deux ans, un coup de pied de cheval sur la partie externe de la cuisse gauche. Elle éprouva, six mois après, à sa pension, des douleurs vives à l'articulation du genou du même côté, sans rougeur ni chaleur. Plus tard la douleur disparut à peu près ; mais il resta un gonflement considérable du genou. Je prescrivis 6 bains à l'Esquirette, 11 bains au Rey et 10 douches en arrosoir à la source du Clot, sur les lombes, les cuisses et le genou tuméfié, sur lequel on appliqua, pendant la nuit, des compresses imbibées d'eau de la source de Larressecq, dont la propriété résolutive est traditionnelle dans le pays. Au moyen de ce traitement, le reste de la douleur cessa entièrement et le genou reprit son volume ordinaire. Je conseillai une genouillère pour entretenir une légère compression.

19

Rhumatisme articulaire chronique.

M. F..., 40 ans, de tempérament sanguin, de forte constitution, souffre de douleurs rhumatismales articulaires survenues après la suppression d'hémorroïdes fluentes. La maladie date de trois ans. — Une saison de bains et douches pris à Tereis l'avait soulagé, mais non guéri. Deux verres d'eau de Baudot et un verre du Clot tous les jours, 21 bains à la source du Rey, 17 douches en jet sur les lombes et les membres inférieurs au

Clot, ont rappelé le flux hémorrhoïdal et fait disparaître toutes les douleurs comme par enchantement. Le malade part parfaitement guéri.

20

Rhumatisme goutteux.

M. P..., ancien officier supérieur de cavalerie, âgé de 57 ans, de tempérament sanguin, de bonne constitution, éprouve depuis quelques années des douleurs aux petites articulations des pieds, qui viennent par accès, surtout en hiver. Parcourant les Pyrénées en touriste, il a été pris, aux Eaux-Bonnes, de douleurs qui l'ont forcé à recourir aux Eaux-Chaudes. Après un traitement qui n'a été traversé par aucun accident, M. P... est parti parfaitement soulagé, puisqu'il pouvait faire des excursions de deux heures, à pied, dans la montagne, avec agilité, et sans éprouver de douleur.

Il avait pris six demi-bains à l'Esquirette, 16 demi-bains au Clot, et deux verres d'eau de Baudot par jour.

21

Rhumatisme articulaire. — Sciatique.

Mademoiselle D...., âgée de 48 ans, de tempérament bilieux, de constitution faible, souffre depuis 10 ans de douleurs dans les articulations et de douleurs sciatiques qui souvent passent à l'état aigu, et se produisent par attaques. Elle a pris pendant deux saisons les eaux de *Barbotan*, et pendant deux autres les eaux de *Cauterets*, qui l'ont soulagée, mais non guérie. Elle n'est plus réglée depuis 10 ans, et c'est à cette époque que ses souffrances ont commencé.

Six bains au Clot, qui exaspèrent les douleurs articulaires et sciatiques. Quatre bains au Rey, où, après le premier bain, un soulagement marqué se fait sentir aux articulations ; mais la sciatique persiste. — Bains de vapeur d'eau sulfureuse alternés avec le bain du Rey. Après le troisième bain de vapeur, il s'opère une grande amélioration. La malade continue le traitement par le bain de vapeur et le bain du Rey alternés. Plus de douleur après le 10ᵉ bain de vapeur. Alors, 6 douches en arrosoir au Clot, de 15 minutes, sur les articulations autrefois douloureuses, sur les cuisses, les lombes et le trajet du nerf sciatique, qui sont supportées sans produire de recrudescence dans les douleurs, et la malade part complétement soulagée.

Pendant tout le traitement, la malade a bu 3 verres d'eau de Baudot par jour.

22

Ophthalmie chronique. — Sciatique aigüe.

M. G...., âgé de 27 ans, de tempérament lymphatique sanguin, a eu plusieurs ophthalmies graves depuis 6 ans, qui ont laissé ses paupières rouges, œdématiées, et les yeux d'une sensibilité extrême.

Au mois de novembre 1850, il a éprouvé une attaque de sciatique aigüe qui l'a retenu au lit pendant trois mois, et qui a résisté à l'emploi des évacuations sanguines générales et locales, aux révulsifs de toute nature, aux narcotiques et à l'huile volatile de thérébentine. Aujourd'hui la douleur n'est plus aussi vive, mais elle se fait sentir sur le trajet du nerf sciatique, et il existe une grande raideur dans la jambe et le pied.

6 bains du Clot sont pris sans produire un grand changement; ils sont continués avec douches en arrosoir à la même source sur le trajet du nerf. Cette première douche exaspère la douleur

au point que le malade ne se soucie pas d'en prendre une deuxième ; alors, bain de vapeur d'eau sulfureuse alterné avec le bain du Clot, qui, en six jours, fait disparaître complétement la douleur. Reprise des douches en arrosoir et bains à la source du Clot, sans se compliquer d'aucun inconvénient. Augmentation dans la durée de la douche, qui, de 10 minutes, est portée jusqu'à 15. Après 27 bains et 19 douches, plus de sensations douloureuses, plus de raideur dans les articulations ; le malade fait dans la montagne des courses de 2 à 3 heures.

Pendant tout le temps de son séjour ici, M. G... buvait 4 verres d'eau de Baudot et lavait son œil 3 et 4 fois par jour avec l'eau de Larressecq. Ces lavages ont fait disparaître l'œdématie des paupières et diminué considérablement la rougeur.

23

Paralysie incomplète provenant de compression de la moelle épinière, à la suite d'une chute sur la région lombaire.

M. P... G..., jardinier aux Eaux-Bonnes, fit, dans le mois de mai, une chute violente, à la renverse, dans laquelle il éprouva une forte commotion qui amena subitement une vive douleur dans la région de la colonne vertébrale. Après que le malade eut été relevé, il éprouva de suite de la gêne dans les mouvements des membres et des fourmillements. Pendant 4 jours il se baigna aux Eaux-Bonnes et but de l'eau à la source de la localité sans aucune espèce d'amélioration. Il se fit porter alors aux Eaux-Chaudes, où il arriva éprouvant de vives douleurs aux genoux et ne pouvant ni s'asseoir ni marcher.

Le malade prit 2 bains au Clot et 2 bains au Rey. Ces deux sources déterminent une augmentation dans les douleurs qui occupent les lombes et les genoux, et réveillent les fourmillements dans les pieds. Alors 6 bains à l'Esquirette, qui sont bien supportés; il n'y a point de fièvre. Continuation des bains et douche légère en arrosoir de 5 minutes sur la colonne vertébrale et sur les genoux. Au 10° bain de l'Esquirette, plus de douleurs, plus de fourmillements. Alors, retour au Clot, où il prend des bains de demi-heure, qui réveillent immédiatement les douleurs et produisent un peu de fièvre. Reprise des bains et des douches de l'Esquirette, qui, augmentés en nombre et en force sans aucun accident, amènent en 5 semaines une guérison qui permet au malade de s'en aller à pied aux Eaux-Bonnes. Depuis le 11e bain jusqu'au 21ᵉ, le malade a bu régulièrement 3 verres d'eau de Baudot par jour.

21

Paralysie à la suite d'apoplexie.

Madame L..., âgée de 53 ans, de forte et haute stature, mère de cinq enfants, fut frappée, en septembre 1850, d'une attaque d'apoplexie qui laissa une déviation dans les traits, une grande gêne dans les membres, une incontinence d'urine, de la gêne dans la parole et un hébétement continuel. En octobre 1850, la malade fut apportée aux Eaux-Chaudes, où des demi-bains à l'Esquirette et des douches sur les membres semblèrent avoir un peu amélioré son état. En avril 1851, nouvelle attaque, qui, malgré la saignée, les purgatifs, les révulsifs, etc., etc., laissa la malade pendant huit jours dans un état comateux permanent avec perte de la parole.

Quand je vis la malade, je constatai une grande gêne dans les mouvements des membres, de l'hébétement, une difficulté très grande dans la parole, point d'altération dans la sensibilité de la peau ; il y avait une forte constipation Je prescrivis un purgatif au citrate de magnésie (45 grammes), qui produisit son effet. Aussitôt je fis commencer des demi-bains à l'Esquirette avec compresses d'eau froide sur la tête, douche en arrosoir de cinq minutes sur les membres inférieurs. Au neuvième bain, et après la troisième douche, on pouvait croire à un peu d'amélioration ; mais, après la quatrième douche, il se manifeste de la céphalalgie, de la rougeur à la face, de la fréquence et de la plénitude dans le pouls, une faiblesse plus grande dans les jambes et une difficulté plus considérable dans la parole. Après une saignée de trois palettes, la malade se remet un peu, en conservant néanmoins des douleurs de tête qui me décident à interrompre le traitement et à la faire partir.

25

Lumbago. — Asthme catarrhal.

M. de C..., âgé de 65 ans, de tempérament sanguin, de constitution apoplectique, ancien officier supérieur, souffre depuis 18 ans de douleurs rhumatismales lombaires qui le clouent des mois entiers sur son fauteuil. Venu aux Eaux-Bonnes en touriste, il y fut pris d'une attaque de lumbago qui me l'amena aux Eaux-Chaudes. Il est atteint, en outre, d'un asthme catarrhal depuis quelques années.

Je prescris 6 demi-bains à l'Esquirette, avec compresses d'eau froide sur le front, deux verres d'eau de Baudot dans la journée. Au 7e jour, dévoiement abondant: suppression de l'eau de Baudot, diète, eau de riz, lavement amylacé. Le lendemain, demi-bain et un verre d'eau de Baudot; continuation de ce traitement jusqu'au 15e bain, en portant graduellement l'eau de Baudot jusqu'à 3 verres par jour. Après le 15e bain, douches au Clot en arrosoir, le soir, sur les lombes et les cuisses, pendant 15 minutes. Continuation des demi-bains.

Le malade a pu prendre ainsi 25 bains et 10 douches, et il s'est trouvé dans un si parfait état, qu'il a fait sans fatigue le voyage à pied des Eaux-Chaudes aux Eaux-Bonnes (7 kilomètres 25), se disant rajeuni de 20 ans.

26

Asthme compliqué de catarrhe pulmonaire chronique.

M. P..., de Madrid, âgé de 66 ans, de tempérament bilioso-sanguin, ancien officier de l'armée espagnole, a toujours joui d'une bonne santé jusqu'à l'âge de 60 ans. A cette époque il eut des attaques d'asthme, qui à la deuxième année se compliquèrent de catarrhe pulmonaire. En 1850, son médecin lui prescrivit l'usage des eaux minérales de Panticause. Passant aux Eaux-Chaudes pour se rendre à cet établissement, il y fut retenu une huitaine de jours par le mauvais temps. Mon prédécesseur, le docteur Laffore, lui conseilla de se traiter aux Eaux-Chaudes, où, après 6 bains à la source du Clot, et 3 verres d'eau de la source Baudot par jour, il éprouva un si grand soulagement qu'il se décida à y achever la saison, pendant laquelle il prit 25 bains au Clot. Dans le dernier temps de son séjour, il ajouta deux verres d'eau du Clot aux deux verres d'eau de Baudot qu'il buvait depuis le commencement. Sous l'influence de ce traitement, le malade se trouva si bien en partant, et passa l'hiver suivant à Madrid dans un état si satisfaisant, qu'il est revenu cette année par reconnaissance, et pour consolider sa guérison. Après 21 bains au Clot, et deux verres, l'un d'eau du Clot et l'autre de Baudot, par jour, le malade n'a plus qu'une expectoration ordinaire ; les attaques d'asthme ne sont que très rares et de courte durée ; il n'éprouve, enfin, un peu d'oppression que lorsque l'atmosphère est chargée d'électricité ou d'humidité.

27

Gastrite survenue par suite de suppression hémorrhoïdale.

M. L..., curé, âgé de 36 ans, d'un tempérament bilieux, fut pris à 18 ans, au séminaire, d'hémorrhoïdes fluentes qui se supprimèrent à 26 ans
par suite de refroidissement. Depuis cette suppression, sont survenues des céphalalgies intenses
presque continuelles ; les digestions sont difficiles
et des vomissements viennent souvent après le
repas. Le malade est faible et tourmenté par des
pensées tristes. Je prescris six bains à l'Esquirette,
d'une heure de durée. Au septième jour, il y avait
déjà une amélioration sensible : les douleurs de
tête étaient moins intenses ; il n'y avait eu qu'un
seul vomissement. Continuation du bain, douches
en arrosoir légères, de 10 minutes, sur la région
épigastrique, les lombes et les cuisses, jusqu'au 15e
jour ; 2 verres d'eau de Baudot par jour. Le 16e
jour, continuation du bain à l'Esquirette, douches
au Clot sur les mêmes parties. Le 17e jour voit
reparaître les hémorrhoïdes, qui ne font que mar-
quer le linge. Dès ce moment, plus de douleurs
de tête, appétit assez bon, plus de vomissements,
digestions beaucoup moins pénibles. Le malade
prend encore 4 bains et 4 douches, et boit toujours

2 verres d'eau de Baudot le matin, à laquelle il ajoute un verre d'eau de Minvielle le soir. Il part après 21 bains, parfaitement rétabli, le moral très rassuré, condition qui me fait espérer qu'il n'y aura pas de rechute.

28

Faiblesse générale.

Madame L..., âgée de 40 ans, d'un tempérament nerveux, éprouve après le moindre exercice une grande faiblesse générale. Elle mange peu, et ses digestions sont très pénibles et même douloureuses. Elle tousse beaucoup et a craché du sang dès l'âge de 15 à 18 ans, époque où la menstruation était peu régulière. Aujourd'hui elle est bien réglée.

Je prescris 17 bains à la source de l'Esquirette, 10 douches en arrosoir à la même source sur toute la surface du corps, la poitrine exceptée, et 2 verres d'eau de Baudot par jour.

Ce traitement, qui n'a été traversé par aucun accident, a ramené l'appétit, rendu les digestions faciles, fait cesser la toux, ranimé les forces et produit un état général très satisfaisant.

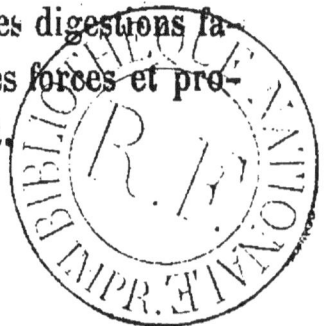